BEI GRIN MACHT SICH IHR WISSEN BEZAHLT

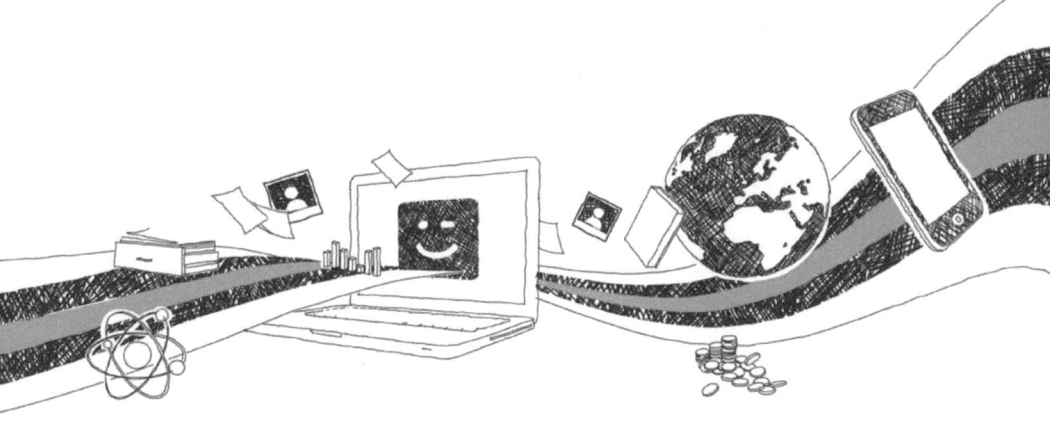

- Wir veröffentlichen Ihre Hausarbeit, Bachelor- und Masterarbeit

- Ihr eigenes eBook und Buch - weltweit in allen wichtigen Shops

- Verdienen Sie an jedem Verkauf

Jetzt bei www.GRIN.com hochladen und kostenlos publizieren

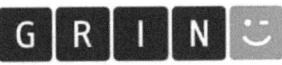

Bibliografische Information der Deutschen Nationalbibliothek:

Die Deutsche Bibliothek verzeichnet diese Publikation in der Deutschen Nationalbibliografie; detaillierte bibliografische Daten sind im Internet über http://dnb.d-nb.de/ abrufbar.

Dieses Werk sowie alle darin enthaltenen einzelnen Beiträge und Abbildungen sind urheberrechtlich geschützt. Jede Verwertung, die nicht ausdrücklich vom Urheberrechtsschutz zugelassen ist, bedarf der vorherigen Zustimmung des Verlages. Das gilt insbesondere für Vervielfältigungen, Bearbeitungen, Übersetzungen, Mikroverfilmungen, Auswertungen durch Datenbanken und für die Einspeicherung und Verarbeitung in elektronische Systeme. Alle Rechte, auch die des auszugsweisen Nachdrucks, der fotomechanischen Wiedergabe (einschließlich Mikrokopie) sowie der Auswertung durch Datenbanken oder ähnliche Einrichtungen, vorbehalten.

Impressum:

Copyright © 2018 GRIN Verlag
Druck und Bindung: Books on Demand GmbH, Norderstedt Germany
ISBN: 9783346018793

Dieses Buch bei GRIN:

https://www.grin.com/document/498153

Anonym

Welche praktische Relevanz haben Human Factors bei Stabs- und Rettungsübungen für die Notfall- und Krisenbewältigung?

GRIN Verlag

GRIN - Your knowledge has value

Der GRIN Verlag publiziert seit 1998 wissenschaftliche Arbeiten von Studenten, Hochschullehrern und anderen Akademikern als eBook und gedrucktes Buch. Die Verlagswebsite www.grin.com ist die ideale Plattform zur Veröffentlichung von Hausarbeiten, Abschlussarbeiten, wissenschaftlichen Aufsätzen, Dissertationen und Fachbüchern.

Besuchen Sie uns im Internet:

http://www.grin.com/

http://www.facebook.com/grincom

http://www.twitter.com/grin_com

Welche praktische Relevanz haben Human Factors bei Stabs- und Rettungsübungen für die Notfall- und Krisenbewältigung?

Inhalt

Abkürzungsverzeichnis III

Abbildungsverzeichnis IV

1. Einleitung 1
   1.1. Problemstellung 1
   1.2. Ziele, Methodik und Forschungsfragen 1
   1.3. Aufbau der Arbeit 1
3. Grundlagen 2
   3.1. Human Factors 2
   3.2. Notfallmanagement 3
   3.3. Krisenmanagement 5
4. Stabs- und Rettungsübungen 6
   4.1. Grundlagen und Aufgaben 7
   4.2. Übungsziel 8
   4.3. Übungsdossier 9
   4.4. Unmittelbare Übungsvorbereitung 10
   4.5. Übungsauslösung 10
   4.6. Auswertung 11
   4.7. Zusammenfassung 11
5. Kommunikation 12
   5.1. Definition 13
   5.2. Drei Stufen Modell der Kommunikation 14
      5.2.1. Informationsübermittlung 14
      5.2.2. Informationsverständnis 15
      5.2.3. Rahmenbedingungen 17
      5.2.4. Zusammenfassung 17
6. Sollkonzept für die Kommunikation während Stabs- bzw. Rettungsübungen ... 18
   6.1 Zusammenfassung 21

7. Ergebnisse und Ausblick 22

Quellen- und Literaturverzeichnis 24

    Monographien 24

    Aufsätze aus Sammelbänden 26

    Internetquellen 27

    Aufsätze aus Zeitschriften 30

    Sonstige Quellen 31

Abkürzungsverzeichnis

DRK = Deutsches Rotes Kreuz
THW =Technisches Hilfswerk

Abbildungsverzeichnis

Abb. 1 Prozess Übungsdurchführung, S. 8

1. Einleitung

1.1. Problemstellung

Heutzutage sind Unternehmen durch die Globalisierung stärker miteinander verbunden als je zuvor. Betrachtet man die vergangenen 50 Jahre ist die Zahl der multinationalen Unternehmen von 7.000 auf fast 104.000 gestiegen und es ist davon auszugehen, dass es im Jahr 2020 knapp 140.000 mondial agierende Unternehmen geben wird.[1] In Folge dieser Entwicklung werden Unternehmen mit immer komplexeren Risiken konfrontiert. So werden politische bzw. soziale Unruhen für zahlreiche Konzerne zu einer unmittelbaren Bedrohung, wie sich an aktuellen Beispielen wie Russland, der Ukraine und dem Nahen Osten erkennen lässt. Unabhängig von geopolitischen Entwicklungen nimmt die Zahl der möglichen Störszenarien stetig zu und umfasst dabei einerseits traditionelle Risiken wie den Ausfall von Infrastruktur, Unterbrechungen in der Lieferkette, Feuer oder Naturkatastrophen sowie anderseits durch gegenwärtigere, der fortschreitenden Digitalisierung zuzuordnenden Risiken, beispielsweise den sogenannten DDoS-Attacken.[2][3] Handeln Unternehmen nicht entsprechend kann ein Stillstand dieser Art zu schwerwiegende/langanhaltenden Folgen führen.

1.2. Ziele, Methodik und Forschungsfragen

Ziel der vorliegenden Arbeit ist es, ein Sollkonzept zu erstellen, dass die praktische Relevanz von Human Factors bei Stabs- und Rettungsübungen herausarbeitet. Der Fokus liegt dabei auf den einzelnen Kommunikationsprozessen, die während derartigen Übungen zwischen den Beteiligten stattfinden.

1.3. Aufbau der Arbeit

Im ersten Kapitel dieser Arbeit werden die Problemstellung, das Ziel und die Vorgehensweise, um die Forschungsfrage zu beantworten, behandelt. Das zweite Kapitel befasst sich mit den, zur Beantwortung der Forschungsfrage notwendigen Grundlagen. Hierbei wird auf den Begriff der Human Factors, sowie auf das Notfall- und Krisenmanagement eingegangen. Anschließend werden Merkmale und Planungsabschnitte von Stabs- und Rettungsübungen erläutert. Im nächsten Kapitel wird auf ein drei Stufen Modell der Kommunikation eingegangen, welches versucht die wesentlichen Bestandteile eines Kommunikationsprozesses herauszuarbeiten und so die Grundlage für das

---

[1] vgl. Trauboth, Jörg: Krisenmanagement in Unternehmen und öffentlichen Einrichtungen, 1. Auflage Stuttgart 2016, S. 30
[2] vgl. Gundel, Stephan, Mülli Lars: Unternehmenssicherheit, 1. Auflage München 2009, S. 23-24
[3] vgl. Allianz Risk Barometer 2018 für Problemstellung

im letzten Kapitel angefertigte Sollkonzept liefern möchte. Das Sollkonzept basiert auf der ausführlichen Recherche von fachliterarischen Werken.

Abschließend werden konkrete Maßnahmen und Verbesserungsansätze, basierend auf den in dieser Arbeit getroffenen Annahmen.

3. Grundlagen

Das Ziel dieses Kapitels ist die umfassende Darstellung der Grundlagen, die zur Bearbeitung der Forschungsfrage notwendig sind. Hierzu wird unter anderem auf bereits bestehende Begriffsdefinitionen anderer Autoren zurückgegriffen, um im Anschluss eine eigene, für diese Arbeit geeignete Definition, zu finden. Darüber hinaus werden die Ursprünge der einzelnen Themen aufgearbeitet, sowie Beispiele zur Verdeutlichung möglicher Auswirkungen dargelegt.

3.1. Human Factors

Eine allgemein akzeptiere Definition für den Begriff „Human Factors" gibt es nicht. Aus diesem Grund ist die Schaffung eines gemeinsamen Verständnisses in Hinblick auf Ziele, Arbeitsfelder oder Methoden sehr diffizil. Nicht selten werden Human Factors als non-technical skills bezeichnet. Sie umfassen hierbei sowohl die im engeren Sinne als menschliche Faktoren verstandenen Einflussgrößen wie beispielsweise Müdigkeit, Krankheit, Alter und Situationsaufmerksamkeit, als auch die für die Zusammenarbeit in Teams relevanten Faktoren. Diese sind unter anderem die Kommunikations- und Führungskompetenz sowie gemeinsame Wert- und Zielvorstellungen als Aspekte der Sicherheitskultur. [4]

Allgemein ist diese Begriffsbestimmung allerdings zu reduziert. Dies wird durch Sinndeutungen von Salvendy und Hawkins deutlich. Beide Autoren weisen darauf hin, dass die Verknüpfung menschlicher Faktoren mit technischen Faktoren für die Betrachtung von Human Factors relevant ist. Salvendy sieht Human Factors als eine Wissenschaft, die sich mit der Rolle des Menschen in komplexen Systemen, mit dem Design von Ausrüstung, technischen Hilfsmitteln und Gerätschaften und mit der Anpassung der Arbeitsumgebung mit dem Ziel der Steigerung von Komfort und Sicherheit befasst. [5] Hawkins verweist ebenfalls auf die zweifache Zielorientierung. Darüber hinaus beschreibt er Human Factors als angewandte Technologie, zur Optimierung des Verhält-

---

[4] vgl. Moecke, H., Marung H., Oppermann: Praxishandbuch Qualitäts- und Risikomangement im Rettungsdienst, 1. Auflage, Berlin 2012, S. 149-151
[5] vgl. Salvendy G.: Handbook of Human Factors and Ergonomics, 4. Auflage, Orlando 2012, S. 3

nisses zwischen Menschen und ihren Aktivitäten, auf Basis systematischer Anwendung der Humanwissenschaften innerhalb des Kontextes der Systemgestaltung. [6]

Unter Berücksichtigung der vorgegebenen Rahmenbedingungen für diese Arbeit ist es nicht möglich Human Factors sowohl im Kontext der non-technical skills als auch im Zusammenhang mit soziotechnischen Systemen zu behandeln. Der Fokus dieser Arbeit liegt ohnehin auf der Kommunikation untereinander weshalb sich folgende Definition ergibt:

Der Terminus Human Factors beschreibt jegliche physischen, psychischen und sozialen Attribute von Personen, die Auswirkungen auf das Handeln haben. Hierzu zählen sowohl menschliche Einflussfaktoren (Müdigkeit, Alter usw.) sowie Faktoren, die für die Zusammenarbeit im Team notwendig sind.

3.2. Notfallmanagement

Viele Unternehmen hatten zu Beginn der siebziger Jahre keine geeigneten Notfallpläne, da größere Katastrophen überwiegend vereinzelt auftraten und es daher fast ausschließlich als Aufgabe der Versicherungen angesehen wurde, für Verluste von Gütern zu haften oder Gewinne zu schützen. [7] Die Haltung der Unternehmen wurde allerdings durch das Ölembargo der OPEC erschüttert. Die Erhöhung des Rohölpreises führte zu schweren Rezessionen in den Industriestaaten und auch zu einem Umdenken, da Firmen ihre Existenz auf einmal ernsthaft durch externe Ereignisse in Gefahr sahen. [8]

Zur selben Zeit entstand im Finanzsektor der Vereinigten Staaten ein Bewusstsein, für die aus der fortschreitenden Abhängigkeit von Computersystemen und den möglichen Beeinträchtigungen im Falle von mangelnder Verfügbarkeit, entstehenden Risiken. Aus diesem Bewusstsein heraus entstand das Bedürfnis die Rechenzentren vor technischen und/oder physischen Bedrohungen, wie beispielsweise Feuer oder Naturkatastrophen zu schützen, sodass im Finanzdienstleistungssektor das „Disaster Recovery Planning" zu einem festen Bestandteil in der Kontinuitätsplanung wurde. [9]

Die Begriffe Digitalisierung und Globalisierung bergen in der heutigen Zeit sehr viele Chancen. Allerdings aus Sicht des Notfallmanagements überwiegen Risiken, die ein entsprechendes Handeln erforderlich machen. In der Bemühung um Sicherheit ist Prävention eine wichtige Aufgabe. Nichtsdestotrotz lassen sich selbst mit einer hervorragenden Vorbereitung nicht sämtliche schwerwiegende Störungen oder Unglücke voll-

---

[6] vgl. Hawkins, H. F.: Human factors in flight, Hampshire 1987
[7] vgl. Wieczorek M., Naujoks U., Bartlett B.: Business Continuity, Notfallplanung für Geschäftsprozesse, 1. Auflage, Heidelberg 2003, S. X Einleitung
[8] vgl. Steinberg, G.: Saudi-Arabien: Politik, Geschichte, Religion, 3. Auflage, München 2014, S. 110-112
[9] vgl. Hunziker S., Meissner J.O.: Ganzheitliches Chancen- und Risikomanagement: Interdisziplinäre und praxisnahe Konzepte, 1. Auflage, Wiesbaden 2017, S. 164

ständig vermeiden. Gerade unverhoffte Ereignisse bringen hierbei häufig die größten Risiken mit sich.

Im Jahr 2006 kam es bei der planmäßigen Abschaltung eines kleinen Teilnetzes, während der Überführung der Norwegian Pearl von der Ems zur Nordsee zu Ausfällen im europäischen Stromnetz. Davon betroffen waren etwa 15 Millionen Menschen. [10]

Fehlerhaft durchgeführte Wartungsarbeiten in einem Rechenzentrum führten Anfang 2009 dazu, dass es in ganz Deutschland für mehrere Stunden nicht mehr möglich war Bahnfahrkarten zu erwerben. Zudem kam es bei einigen Zügen zu erheblichen Verspätungen, Fahrten fielen ganz aus und Kunden bemängelten die unzureichende Verfügbarkeit von Informationen. [11]

Mit dem Ausbruch des Vulkans Eyjafjallajökull im April 2010 ging ein tagelanges nahezu vollständiges erliegen des Flugverkehrs in Europa einher, dass zu Produktionsunterbrechungen bei Unternehmen aufgrund der verzögerten Zulieferung führte. [12]

Diese Beispiele verdeutlichen die Breitenwirkung scheinbar lokaler Ereignisse und die damit möglicherweise einhergehenden Beeinträchtigungen. Darüber hinaus wird deutlich wie vernetzt aber zeitgleich auch wie verletzlich moderne Industrieländer heutzutage sind. Betrachtet man diese oder vergleichbare Vorfälle offenbaren sich vermehrt Mängel in der Vorbereitung der betroffenen Institutionen. Schwierigkeiten während der Notfallbewältigung können unter anderem aus Unklarheiten bei den Zuständigkeiten, mangelhafte Kommunikation, fehlende Ausweichkapazitäten oder veraltete bzw. nicht vorhandene Notfallpläne resultieren.

Um im Ereignisfall auf derartige Schwierigkeiten vorbereitet zu sein ist die Einführung eines Notfallmanagements sinnvoll. Dieses hat zum Ziel unmittelbar nach Eintreffen des Ereignisses, entsprechende Strukturen zur Verfügung zu stellen um eine schnelle und effiziente Ereignisbewältigung zu gewährleisten, Schäden möglichst gering zu halten und eine Entwicklung einer Krise zu verhindern. Sofern letzteres nicht gelingt, ist die Auslösung des Krisenmanagements notwendig. [13]

---

[10] vgl. Bericht der Bundesnetzagentur für Elektrizität, Gas, Telekommunikation, Post und Eisenbahnen über die Systemstörung im deutschen und europäischen Verbundsystem am 4. November 2006, auf: https://www.bundesnetzagentur.de/SharedDocs/Downloads/DE/Sachgebiete/Energie/Unternehmen_Institutionen/Versor Versorgungssich/Berichte_Fallanalysen/Bericht_9.pdf?__blob=publicationFile&v=1, 18.02.2019
[11] vgl. Fahrgäste kritisieren Notfallmanagement der Bahn, auf: http://www.spiegel.de/reise/aktuell/netzwerkausfall-fahrgaeste-kritisieren-notfallmanagement-der-bahn-a-601485.html, 18.02.2019
[12] vgl. Wie gefährlich der Ausbruch wirklich war, auf: https://www.sueddeutsche.de/wissen/islands-chaos-vulkan-wie-gefaehrlich-eyjafjallajoekull-wirklich-war-1.1088849, 18.02.2019
[13] vgl. BSI-Standard 100-4. Notfallmanagement, auf: https://www.bsi.bund.de/SharedDocs/Downloads/DE/BSI/Publikationen/ITGrundschutzstandardI/BSI-Standard_1004.pdf?__blob=publicationFile&v=1, 23.02.2019

3.3. Krisenmanagement

Mehrheitlich wird die erstmalige Verwendung des Terminus Krisenmanagement J.F. Kennedy im Zusammenhang mit der Kuba-Krise 1962 zugeschrieben. [14] Im betriebswirtschaftlichen Bereich ist der Begriff zunehmend seit den 1970er Jahren in Verwendung. Zu Beginn wurden mit dem Terminus sehr unterschiedliche Bedeutungsinhalte beschrieben. Überdies herrscht auch heutzutage eine strittige Meinung in Bezug auf die Bandbreite der Aktionen, die diesem Begriff zugeordnet werden können. [15]

Laut Krystek ist Krisenmanagement eine „… besondere Form der Führung von höchster Priorität, deren Aufgabe es ist, alle jene Prozesse der Unternehmung zu vermeiden oder zu bewältigen, die ansonsten in der Lage wären, den Fortbestand des Unternehmens substantiell zu gefährden oder sogar unmöglich zu machen". [16]

Auch aus den Ausführungen von Höhn geht hervor, dass Krisen als Phänomene gesehen werden können, die eine Existenzgefährdung für Unternehmen darstellen. [17] Darüber hinaus verweist er auf die Wichtigkeit entsprechende Vorbereitungen bereits bevor die Krisensituation eintritt vorzunehmen und verdeutlicht so, wie Krystek, die Präventivwirkung des Krisenmanagements. [18]

Für Boin steht der Begriff Krise am häufigsten in Zusammenhang mit einer Diskontinuitätsphase, in der die existenziellen Werte eines Systems in Gefahr geraten. [19]

Gemäß der Begriffsdeutung von Delhees ist Krisenmanagement ein Prozess, der die Einsicht in die Ursachen, welche die Krise heraufbeschworen haben, das Prüfen der Situation und Beachten von Krisensignalen, rationales Überlegen und das daraus abgeleitete veränderte Verhalten beinhaltet. [20]

Krystek, Höhn und Delhees sehen eine Krise als eine potentielle Existenzgefährdung, dem gegenüber stehen die Begriffsdeutungen von Milburn, Schuler, Warman, die Krisen nicht als existenzgefährdend, sondern als Chancen für die betroffenen Unternehmungen sehen. [21] Aus der Definition von Boin lässt sich schließen, dass eine Krise ein

---

[14] vgl. Krystek, U.: Krisenmanagement, auf: https://wirtschaftslexikon.gabler.de/definition/krisenmanagement-37353#references, 18.02.2019
[15] vgl. Dietrich, M., Ussar, M.: Die Wissensdatenbank als Grundlage des Krisenmanagements, Graz 2006, S. 30
[16] vgl. Krystek, U.: Beschreibung, Unternehmungskrisen - Vermeidung und Bewältigung überlebenskritischer Prozesse in Unternehmungen, 1. Auflage, Wiesbaden 1987, S. 90
[17] vgl. Höhn, R.: Das Unternehmen in der Krise: Krisenmanagement und Krisenstab. 1. Auflage, Bad Harzburg 1974, S. 1
[18] vgl. Höhn, R.: Das Unternehmen in der Krise: Krisenmanagement und Krisenstab. 1. Auflage, Bad Harzburg 1974, S. 1
[19] vgl. Boin, A.: Organizations and Crisis – The Emergence of a Research Paradigm; in: Smith, D., Elliott, D.: Key Readings in Crisis Management, London 2006, S. 84-96
[20] vgl. Delhees, K.: Zukunft bewältigen! Notwendige Fähigkeiten und Kompetenzen in einer sich wandelnden Umwelt, Stuttgart 1997, S. 37
[21] vgl. Milburn, T. W., Schuler, R. S., Watman, K. H., Organizational crisis – Part I, Ohio 1983, S. 39

Prozess ist, allerdings keine Existenzbedrohung darstellt. Offen lässt er hingegen ob Krisen auch als Chancen für Unternehmen verstanden werden können.

Es zeigt sich, dass die verschiedenen Krisendefinientia nicht widerspruchsfrei sind. Uneinigkeit herrscht vor allem darüber, ob Krisen als prozessuale oder situative Phänomene anzusehen sind, ob sie tatsächlich eine Existenzgefährdung für Unternehmen darstellen oder vielmehr als Chancen für ein betroffenes Unternehmen gesehen werden müssen.

Es lässt sich keine pauschale Aussage darüber treffen welche Definition vorzuziehen ist, denn „[d]ie Brauchbarkeit einer Definition lässt sich nur entscheiden in Hinblick auf ein genaues Untersuchungsziel". [22]

Aus diesem Grund gilt es herauszufinden, welche Sammlung von Wesensmerkmalen, für die Zwecke dieser Arbeit, am besten geeignet ist.

Die Begriffsbestimmung von Krystek dient hierzu als Orientierung, da diese eine Vielzahl an Wesensmerkmalen enthält und so eine differenzierte Sichtweise ermöglicht. Für die Beantwortung der Leitfrage dieser Arbeit scheint es sinnvoll, Krisenmanagement im Kontext einer Existenzgefährdung zu sehen. Ebenso scheint es zielführend die Absichten des Krisenmanagements, aufgrund seiner zeitlichen Verzögerung gegenüber dem Notfallmanagement, nicht in Hinblick auf die unmittelbare Ereignisbewältigung darzustellen, sondern vielmehr in Bezug auf eine mittel- und langfristige Minimierung aller negativer Konsequenzen für das Unternehmen aus dem Ereignis [23], sodass sich folgende Definition ergibt:

Krisenmanagement beschreibt eine besondere Form der Führung, welche die Aufgabe hat, Prozesse, die die Existenz eines Unternehmens gefährden, mit Hilfe von Ursachenanalysen, aktuellen Situationsprüfungen, entsprechendem Bewusstsein gegenüber Krisensignalen sowie systematischem Überlegen und dem daraus folgenden Verhalten, zu vermeiden respektive sie zu bewältigen.

4. Stabs- und Rettungsübungen

In diesem Kapitel wird neben der ausführlichen Begründung der Notwendigkeit von Stabs- und Rettungsübungen auch auf die einzelnen Planungsabschnitte, die zur Durchführung einer derartigen Übung notwendig sind, eingegangen.

---

[22] vgl. Prim, R., Tilmann, H., Grundlagen einer kritisch-rationalen Sozialwissenschaft. Studienbuch zur Wissenschaftstheorie Karl R. Poppers, Wiebelsheim 2000, S. 31
[23] vgl. Gundel, (2009), S. 215

4.1. Grundlagen und Aufgaben

Kritische Lagen, die zur Bewältigung einen Krisenstab benötigen sind sehr selten. Aus diesem Grund beschäftigen sich die Stabsmitglieder während ihrer Arbeitszeit nicht primär mit den Inhalten und Aufgaben von Stäben. Dies hat zur Folge, dass einzelnen Mitgliedern im Umgang mit derartigen Krisensituationen die Erfahrung fehlt.

Ursprünglich ist die Idee der Durchführung von Stabsübungen, welche zur Vorbereitung des Stabs auf Notfälle und Krisen dient aus dem militärischen Bereich entstanden. [24] Aufgrund der steigenden Komplexität von Störszenarien werden Stabsübungen heutzutage auch im zivilen Bereich durchgeführt. Derartige Übungen werden organisiert um Mitarbeiter, die im Ernstfall Planungs-, Steuerungs-, und Entscheidungsfunktionen wahrnehmen auf diese Anforderungen vorzubereiten und die Teilnehmer mit solchen Situationen vertraut zu machen. Stabsübungen zielen darauf ab die operativ-fachlichen Fähigkeiten zu verbessern. Der Fokus liegt auf den verschiedenen Stabsfunktionen, der Aufgabenverteilung, der Informationssammlung,- strukturierung und -weitergabe, der Entscheidungsfindung und der Entscheidungsdurchführung sowie in der Führung. [25]

Die Durchführung von Stabsübungen ist nicht auf innerbetriebliche Abteilungen beschränkt. Sofern dem beübten Krisenstab nachgeordnete Führungsstäbe an der Übung teilnehmen spricht man von einer Stabsrahmenübung. [26] Darüber hinaus können auch Ereignisdienste (z. B. Feuerwehr, Rotes Kreuz, Technisches Hilfswerk) mit involviert werden. In diesem Fall ist die Koordination und Interaktion der einzelnen Gruppen ein wesentliches Thema. Übungen an denen Ereignisdienste teilnehmen sind meist grösser angelegt und finden regelmäßig auf Ebene von Städten und Landkreisen statt. So soll diese auf Notfälle wie Natur- und Umweltkatastrophen, Großunfälle oder medizinische Notsituationen vorbereitet werden. [27] [28]

---

[24] vgl. Hofinger, G.: Teamtrainings für Krisenbewältigung, in C. Buerschaper & S. Starke, Führung und Teamarbeit in kritischen Situationen, Frankfurt am Main 2008, S. 195
[25] vgl. Wein, B., Willems, R., Quanjel,M., Planspielsimulationen: Ein Konzept für eine integrierte (Re-)Strukturierung von Organisationen. In Blätte, A., Herz, D., Simulation und Planspiel in den Sozialwissenschaften: Eine Bestandsaufnahme der internationalen Diskussion, Münster 2000, S. 275-299
[26] vgl. Übung und Einsatz, auf: https://www.bbk.bund.de/SharedDocs/Downloads/BBK/DE/Publikationen/Publ_magazin/bsmag_1_12.pdf?__blob=publicationFile, 19.02.2019
[27] vgl. Lükex 18 übt Szenario einer „Gasmangellage", auf: https://www.bbk.bund.de/SharedDocs/Downloads/BBK/DE/Presse/Pressemeldung_2018/PM_LUEKEX2018.pdf?__blob=publicationFile, 18.02.2019
[28] vgl. Rettungsübung Katzenbergtunnel 2018, auf: https://www.gemeinde-bad-bellingen.de/de/Rathaus/Amtsblatt-News/News?view=publish&item=article&id=1743, 18.02.2019

Im Gegensatz zu Stabsübungen wird bei Rettungsübungen der Fokus auf die Durchführung der erforderlichen Rettungsmaßnahmen gelenkt, sodass die Beteiligten, die vor Ort verfügbaren Rettungshilfsmittel praktisch und situationsabhängig einsetzen können. [29]

Bei Stabsübungen wird der reale Betrieb eines Unternehmens nicht tangiert. [30]

Eine detaillierte Planung ist von großer Bedeutung, um Übungen zielgerichtet und ohne Zwischenfälle durchzuführen bzw. valide Rückschlüsse auf Schwachstellen des Sicherheitskonzepts zu ermöglichen.

In der folgenden Abbildung wird die fünfstufige Vorgehensweise, die sich in der Praxis bewährt hat visualisiert und anschließend ausführlich beschrieben.

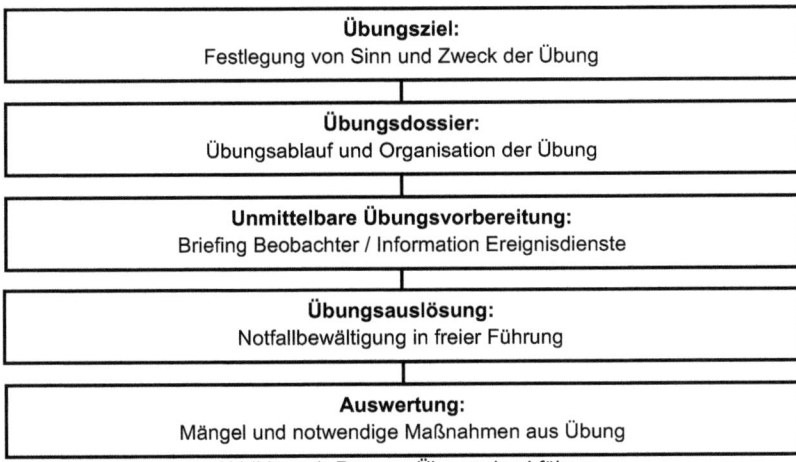

Abbildung 1: Prozess Übungsdurchführung

4.2. Übungsziel

Noch bevor eine Übung angelegt wird muss das Niveau der Notfall- und Krisenmanagementorganisation in Erfahrung gebracht werden. Die Analyse der bestehenden Strukturen stellt die Grundlage für die im Anschluss definierten Übungsziele dar. Diese sollten konkret, mess- und bewertbar, erfüllbar und fordernd formuliert werden. [31]

---

[29] vgl. Schlesinger, W., Herr, S.: KA Korrespondenz Abwasser, Abfall 2007 (54) Nr. 2, S. 160-161
[30] vgl. Gundel, (2009) S. 199
[31] vgl. Anlegen und Durchführen von Einsatzübungen, auf: https://amz.zh.ch/dam/sicherheitsdirektion/amz/Internet/zivilschutz/downloads/Ausbildungsunterlagen/Einsatzübungen/1 70191502d.pdf.spooler.download.1448952100396.pdf/170191502d.pdf, 18.02.2019

Abhängig davon können Übungen eher prozessbezogen, auf das Team gerichtet oder inhaltlicher Art sein, sowie auf Überprüfung zielen. [32]

Steht der Sinn und Zweck der Stabs- oder Rettungsübung fest, kann geklärt werden, welche Teile der Notfallorganisation mit einbezogen bzw. schwerpunktmäßig beübt werden sollen.

Die Rahmenbedingungen der Übung ergeben sich aus dem Übungsziel, sodass der räumliche und zeitliche Umfang, das zugrunde liegende Szenario und die Beteiligten der Übung definiert werden können. Ein wichtiger Einflussfaktor sind bei derartigen Übungen die Ereignisdienste. Diese können sowohl als Beobachter oder aber als aktive Übungsbeteiligte in das Szenario eingebunden werden, um so die voraussichtliche Zusammenarbeit im Ernstfall zu trainieren und die Nähe zur Realität zu steigern. [33]

4.3. Übungsdossier

Nachdem die maßgebenden Rahmenbedingungen definiert worden sind, folgt die detaillierte Erstellung eines Übungsdossiers. Dieses Übungskonzept dient zur Skizzierung der geplanten Gesamtabläufe der Übung und beschreibt ebenfalls die erforderliche Vorbereitung. Es stellt für die Übungssteuernden einen Leitfaden dar. Inhaltlich umfasst ein Übungsdossier folgende Punkte:

- Einleitung/allgemeine Angaben
    - Ggf. Name der Übung
    - Erforderlichkeit der Übung
    - Geschätzter Aufwand/Kostenplanung
    - Besonderheiten
- Übungsziele und Szenario
    - Thema/Szenario
    - Was soll im Rahmen des Szenarios erprobt/erreicht werden?
    - Informationen zur Ausgangslage, ggf. der Rechtslage
- Beschreibung des geplanten Übungsablaufs
    - Teilnehmende (Bereiche, ggf. Personen)
    - Zeitplan (Termin und geplante Dauer)
    - Örtlichkeit(en)
    - Einbindung externer Stellen
- Organisatorisches
    - Zusammensetzung der Übungsleitung/des Organisations-Teams

---
[32] vgl. Hofinger: Handbuch Stabsarbeit: Führungs- und Krisenstäbe in Einsatzorganisationen, 1. Auflage, Heidelberg 2016, S. 245
[33] vgl. Gundel, (2009), S 199

- o Beobachter, Schiedsrichter (interne und externe)
- o Unterlagen, die die Teilnehmenden erhalten sollen
- o Dokumentation der Übung
- o Einbindung von Öffentlichkeitsarbeit
- o Sicherheitshinweise (z. B. Verhalten bei Eintritt eines Realfalls)
- o Versorgung/Verpflegung
- o Ressourcenbedarf (Finanzen, Personal, Räume, sonstige)
- Nachbereitung/Auswertung
  - o Termin- und Raumfestlegung
  - o Moderation
  - o Form (schriftlich, Workshop) [34]

Bevor mit den Übungsvorbereitungen begonnen werden kann, sollte das Übungsdossier mit den wichtigsten Beteiligten, d. h. lokale Ereignisdienste und Mitglieder der Beobachterorganisation, abgestimmt werden. [35]

4.4. Unmittelbare Übungsvorbereitung

Die unmittelbare Übungsvorbereitung beschreibt Maßnahmen, die wenige Stunden vor Übungsbeginn getätigt werden. Hauptaufgabe während dieser Zeit ist das Briefing der teilnehmenden Beobachter. Diese müssen über die Ziele der Übung sowie über ihre individuellen Beobachtungsschwerpunkte informiert werden. Um ein strukturiertes Feedback der Beobachter zu erhalten, ist die Ausgabe von vorbereiteten Checklisten obligatorisch. Während einer Übung ist das unerwartete Erscheinen von Ereignisdiensten oder Pressevertretern zu vermeiden. Hierzu müssen die Betroffenen aber nicht direkt beübten Einrichtungen, wie beispielsweise Leitstellen von öffentlichen Ereignisdiensten oder Kommunikationsverantwortliche in Unternehmen, entsprechend informiert werden. Nachdem alle erforderlichen Vorbereitungen getroffen sind und dokumentiert wurden, kann die Übung beginnen. [36]

4.5. Übungsauslösung

Nachdem die Vorbereitungen abgeschlossen sind kann mit der Auslösung der Übung, wie es im Übungsdrehbuch festgehalten wurde begonnen werden. Dies kann beispielsweise durch die Betätigung von Alarmanlagen, persönlichen oder telefonischen Alarmierungen oder im Fall von Evakuierungs- und Rettungsübungen durch Ankündigung der Übung geschehen.

---

[34] vgl. Hofinger: Handbuch Stabsarbeit: Führungs- und Krisenstäbe in Einsatzorganisationen, 1. Auflage, Heidelberg 2016, S. 244-245
[35] vgl. Gundel, (2009), S. 200
[36] vgl. Gundel, (2009), S. 200-201

Grundsätzlich verlaufen Übungen frei. Das bedeutet ohne die Korrektur von Entscheidungen der übenden Stäbe durch die Übungsleitung, sofern das zugrunde gelegte Szenario beachtet wird. Diese freie Gestaltungsart der Übungen ermöglicht auch, dass alternative Führungsentscheidungen getroffen werden können. Die individuelle Bewältigung der Übung, hat zur Folge, dass getroffene Maßnahmen vom geplanten Verlauf abweichen können. Diese Möglichkeit sollte bereits während der Planungsphase berücksichtig werden, sodass zusätzliche Einspielungen - als Form der Nachsteuerung - vorgenommen werden können. [37]

Während der Übung ist es Aufgabe der Übungsleitung ein Übungsjournal zu führen. In diesem werden alle Abläufe und Entscheidungen minutengenau dokumentiert. Das Übungsjournal dient sowohl als Grundlage für die spätere Auswertung als auch für die Dokumentation der Übung bei der späteren Aufarbeitung möglicher Zwischenfälle. [38]

4.6. Auswertung

Direkt im Anschluss an die Übung findet die Auswertung/Nachbesprechung statt. Hierzu versammeln sich die Beteiligten in einem geeigneten Besprechungsraum um die abgelaufenen Prozesse während der Übung gemeinsam darzustellen. Die Erkenntnisse werden protokolliert und durch die Checklisten der Beobachter ergänzt. Schwerpunktmäßig werden hier zumeist organisatorische Verbesserung beispielsweise bei der Weitergabe der Informationen oder der Koordination zwischen verschiedenen Abteilungen angeregt. Aufgrund der im Übungsdrehbuch angegebenen optimalen respektive erwarteten Abläufe, ist eine Bewertung der Stabsleistung durch eine Abgleichung des Übungsverlaufs mit den vorangegangenen Erwartungen durchzuführen. [39]

Mithilfe der zusätzlich gesammelten Informationen aus der Nachbesprechung fertigt die Übungsleitung einen Auswertungsbericht an. In diesem geht der genaue Ablauf der Übung sowie aufgekommene Mängel hervor. Der Bericht schließt ab mit konkreten Handlungsempfehlungen. [40]

4.7. Zusammenfassung

Ursprünglich wurden Stabsübungen im militärischen Bereich durchgeführt. Aufgrund der steigenden Komplexität der Notfall- und Krisenbewältigung und den teilweise existenzbedrohlichen Auswirkungen erkennen immer mehr Unternehmen, dass sie ihr Personal regelmäßig durch Stabs- und Rettungsübungen weiterbilden müssen. Stabs-

---

[37] vgl. Bundesamt für Bevölkerungsschutz und Katastrophenhilfe, Leitfaden für strategische Krisenmanagement-Übung, Bonn 2011, S. 33
[38] vgl. Gundel, (2009), S. 201
[39] vgl. Bundesamt für Bevölkerungsschutz und Katastrophenhilfe, Leitfaden für strategische Krisenmanagement-Übung, Bonn 2011, S. 37
[40] vgl. Gundel, (2009), S. 202

und Rettungsübungen unterscheiden sich insofern, dass bei Stabsübungen der Betrieb des Unternehmens nicht tangiert wird, da diese Übungen rein theoretisch stattfinden. Rettungsübungen legen den Fokus auf die praktische Anwendung von Hilfsmitteln am Ereignisort.

Eine Übung durchzuführen geht mit einem enormen planerischen Aufwand einher. Zu Beginn gilt es zu klären, worin das Übungsziel besteht. Das kann je nach Unternehmen variieren und dementsprechend unterschiedliche Anforderungen mit sich bringen. Sofern ein Übungsziel festgelegt wurde kann mit dem Schreiben des sogenannten Übungsdossiers begonnen werden. Hier werden der allgemeine Übungsablauf und die Organisation detailliert beschrieben. Am Übungstag, kurz bevor die Übung beginnt finden die unmittelbaren Übungsvorbereitungen statt. Diese bestehen unter anderem aus dem Briefing der Beobachter und der Information der beteiligten Ereignisdienste. Im Anschluss an die unmittelbaren Übungsvorbereitungen beginnt die Übung, welche überwiegend in freier Führung durchzuführen ist und nur ggf. durch zusätzliche Einspielungen der Übungsleitung ergänzt wird. Nachdem die Übung durch die Übungsleitung beendet worden ist findet eine kurze Nachbesprechung statt, in der sich die beteiligten Personen und Beobachter zu Wort melden können. Aufgrund dieser Rückmeldungen und des Übungsdrehbuchs wird im Anschluss ein ausführlicher Auswertungsbericht verfasst.

Die Kommunikation der Beteiligten, während Stabs- und Rettungsübungen und ganz besonders auch im Ernstfall, leistet einen wichtigen Teil zum erfolgreichen bewältigen einer kritischen Lage. Aus diesem Grund wird der Fokus im nächsten Abschnitt auf den Begriff der Kommunikation gelegt und so ein ausführlicher Überblick über diese Thematik vermittelt.

5. Kommunikation

Im Jahr 2016 hat laut den Ergebnissen einer Befragung von 1706 deutschen Unternehmen, die deutsche Wirtschaft insgesamt 33,5 Mrd. € in Weiterbildungsmaßnahmen investiert. [41] Einen besonders hohen Stellenwert nahmen dabei Kommunikationstrainings für Führungskräfte ein, denn heutzutage wird die Kommunikationskompetenz als einer der „Schlüsselfaktoren wirksamer Führung" [42] angesehen. Laut Beck, Voß und Röttger stellt Kommunikation eine Führungsaufgabe dar, die den größten Teil der Ar-

---

[41] vgl. Seyda, S., Placke, B., Die neunte IW-Weiterbildungserhebung: Kosten und Nutzen betrieblicher Weiterbildung, Köln 2017, S. 10
[42] vgl. Gebhardt, B., Hofmann, J., Roehl, H.: Zukunftsfähige Führung, auf: https://www.bertelsmann-stiftung.de/fileadmin/files/BSt/Publikationen/GrauePublikationen/ZukunftsfaehigeFuehrung_final.pdf, 19.02.2019

beitszeit ausmacht. [43] [44] Dies wird ebenfalls durch Mitarbeiterbefragungen bestätigt. Hierbei stellte sich heraus, dass der direkte Vorgesetzte der wichtigste Kommunikationspartner für die Mitarbeitenden ist. [45] Aus diesem Grund legen Unternehmen einen besonderen Wert darauf, die Kommunikationskompetenzen ihrer Führungskräfte zu verbessern. [46]

Die Kommunikationsfähigkeiten der Führungskräfte sind allerdings nicht ausschließlich im Alltagsgeschäft vonnöten. Gerade während Krisen oder Notfällen, also Situationen in denen wichtige Entscheidungen unter einem enorm hohen Druck getroffen werden müssen, verändern sich die Anforderungen an die Art und Weise wie untereinander kommuniziert wird nennenswert. Um sowohl die Führungskräfte als auch die Mitarbeitenden auf die differierenden Anforderungen an die Kommunikationsprozesse in Ausnahmesituationen vorzubereiten, werden Stabsübungen durchgeführt.

Die folgenden Kapitel werden auf die Definitionsproblematik des Kommunikationsbegriffs eingehen. Anhand eines drei Stufen Modells sollen die Schwerpunkte des Kommunikationsprozesses herausgearbeitet werden und so mögliche Verbesserungsvorschläge für die Kommunikation während der Stabsarbeit gegeben werden.

5.1. Definition

Eine Vielzahl von unterschiedlichen Wissenschaften, wie beispielsweise die Philosophie, Politologie, Soziologie, Betriebswirtschaft, Psychologie usw. haben sich in den vergangenen Jahrzehnten mit dem Thema Kommunikation auseinandergesetzt. Bereits 1753 stellte Denis Diderot fest, dass es sich beim Begriff der Kommunikation um einen „Ausdruck mit einer großen Anzahl von Bedeutungen" [47] handelt. Auch heutzutage gibt es keine einheitliche Definition.

Darüber, dass es sich bei Kommunikation um einen Prozess und nicht ein singuläres Ereignis handelt, herrscht Einigkeit. Ebenso ist es unstritten, dass mehrere Instanzen an diesem Prozess beteiligt sind, jedoch gehen die Meinung bei der Frage welche Instanzen genau betroffen sind weit auseinander. [48] [49] [50] [51] Zur Beantwortung der For-

---

[43] vgl. Beck, K., Kommunikationswissenschaft, 4. Auflage, Konstanz 2015, S. 64;
[44] vgl. Voß, A., Röttger, U. Führungskräftekommunikation: Herausforderungen und Umsetzung. In A. Zerfaß, Handbuch Unternehmenskommunikation. Strategie, Management, Wertschöpfung, 2. Auflage, Wiesbaden 2014, S. 1149
[45] vgl. Schick, S., Interne Unternehmenskommunikation: Strategien entwickeln, Strukturen schaffen, Prozesse steuern, 4. Auflage, Stuttgart 2010, S. 141
[46] vgl. Welk, I., Mitarbeitergespräche in der Pflege, 1. Auflage, Berlin 2015, S. 12
[47] vgl. Nothdurft, W.: Kommunikation. In: Straub, Jürgen/Weidemann, Arne/Weidemann, Doris (HG.): Handbuch interkulturelle Kommunikation und Kompetenz, Stuttgart 2007, S. 34
[48] vgl. Adler, R., Rodman, G., Understanding Human Communication, New York 2009, S. 2
[49] vgl. Burkart, R., Kommunikationswissenschaft. Grundlagen und Problemfelder. Umrisse einer interdisziplinären Sozialwissenschaft, 4. Auflage, Wien/Köln/Weimar 2002, S. 46
[50] vgl. Schulz, W., Kommunikationsprozesse. In: Noelle-Neumann, E., Schulz, W., Wilke, J.: Fischer Lexikon Publizistik Massenkommunikation. Frankfurt a. M. 2009, S. 169
[51] vgl. Beck, K., Kommunikationsprozesse. In: Bentele, G., Brosius, H.B., Jarren, O.: Lexikon Kommunikations- und Medienwissenschaft. Wiesbaden 2006, S. 131-133

schungsfrage wird Kommunikation als ein Prozess der zwischen zwei oder mehreren Menschen, zur Übermittelung von Botschaften, Wünschen, Erwartungen und Gefühlen stattfindet verstanden.

5.2. Drei Stufen Modell der Kommunikation

Im vorangegangenen Kapitel wurde Kommunikation als Prozess bestimmt, bei dem es darum geht, dass zwei oder mehrere Personen sich gegenseitig etwas mitteilen. Dazu ist es notwendig, dass man sich auf sein Gegenüber einstellt und das eigene Denken und Handeln in einen Kontext mit anderen Personen bringt. [52] Laut Hofinger sind die Komponenten der Interaktion und der Informationen Kommunikationsaspekte, die stets gemeinsam auftreten. [53]

Bei der Kommunikation im Stab scheinen folgende drei Stufen besonders berücksichtigt werden zu müssen. Im ersten Schritt geht es um eine zuverlässige Informationsübermittlung unter den einzelnen Stabsmitgliedern. Im zweiten Schritt geht es darum, die übermittelten Informationen auch inhaltlich zu begreifen. Der dritte Schritt beschreibt den vordefinierten Rahmen indem geklärt worden ist wer, wann, wozu, wie und worüber mit wem spricht. Dieses drei Stufen Modell stellt ein, dem vorgegebenen Umfang der Arbeit angepasstes vereinfachtes Kommunikationsmodell dar.

Zum besseren Verständnis der Kommunikationsabläufe und um mögliche Verbesserungen vorzunehmen ist es nicht zielführend den Fokus ausschließlich auf die Übertragung der Informationen selbst und die möglichen Fehlerquellen zu legen. Vielmehr muss auch die Beziehung der einzelnen Beteiligten oder die vordefinierten Rahmenbedingungen Berücksichtigung finden. Im Folgenden werden nun, zur Verbesserung der Kommunikation im Stab, unterschiedliche Ansatzpunkte für die einzelnen Stufen formuliert.

5.2.1. Informationsübermittlung

Die Grundlage für die erste Stufe stellt das Sender-Empfänger-Modell von Shannon und Weaver dar. Hierbei wird vorausgesetzt, dass immer zwei Seiten zu einer Kommunikation gehören. Der Sender, dessen Ziel es ist eine Nachricht zu übermitteln und der Empfänger, an den die Nachricht gerichtet ist. Zur Übermittlung der Nachricht nutzt der Sender ein Sendegerät – einen sogenannten Kodierer. Der Empfänger muss die übertragenen Signale mithilfe eines Empfangsgeräts – einem Dekodierer entschlüsseln. Im letzten Schritt erfolgt eine Antwort des Empfängers. Während der Übertragung

---

[52] vgl. Buerschaper, C., Handlungsregulation und Kommunikation. In G. Hofinger (Hrsg.), Kommunikation in kritischen Situationen, 1. Auflage, Frankfurt am Main 2015, S. 41 ff
[53] vgl. Hofinger, G, Kommunikation. In P. Badke-Schaub, G. Hofinger & K. Lauche (Hrsg.), Kommunikation in kritischen Situationen, 2. Auflage, Heidelberg 2012, S. 132 ff

des Signals kann es zu unterschiedlichen Fehlern kommen. Technische Probleme wie beispielsweise der Ausfall des Handynetzes können im Ernstfall relevant werden, da einzelne Personen unter Umständen nicht mehr kontaktiert werden können. Auch gestaltet sich die Kommunikation mit den Einsatzkräften als schwierig. Weitere Komplikationen bei der Übermittlung von Informationen können durch Lärm, eine unleserliche Handschrift oder undeutliche Sprache hervorgerufen werden. [54] Ebenso können Nachrichten, die mit einer zu hohen Informationsdichte überbracht werden, dazu führen, dass die Mitteilung nicht komplett aufgenommen werden kann und somit nur unzureichend überbracht werden kann (Stille-Post-Effekt). [55]

Derartige Fehler können bereits frühzeitig vermieden werden, wenn bei der Übermittlung von wichtigen Informationen die Taktik des paraphrasieren angewendet wird. Hierbei werden die Inhalte wortwörtlich wiederholt. [56] [57]

5.2.2. Informationsverständnis

In der Praxis genießt besonders das Kommunikationsmodell nach Schulz von Thun großen Zuspruch. Der Grundgedanke besteht darin die menschliche Kommunikation aus jeweils vier unterschiedlichen Perspektiven zu betrachten. Die vier Seiten einer Aussage bilden hierbei das Kernstück seiner Theorie. Seitens des Senders spricht man auch von den „vier Schnäbeln" bzw. seitens des Empfängers von den „vier Ohren". Die vier Seiten einer Nachricht umfassen sowohl den Sachinhalt als auch eine Beziehungsaussage, die Selbstoffenbarung und einen Appell. Der Sachinhalt stellt Sachinformationen dar, die der Sender dem Empfänger mitteilen möchte. Die Selbstoffenbarung beschreibt die Informationen, die die sendende Person als gewollte Selbstdarstellung sowie auch aus unbeabsichtigter Selbstenthüllung offenbart. Die Beziehungsaussage beschreibt die Art und Weise wie die sendende Person angesprochen wird oder gibt Aufschluss darüber, wie die Beziehung der beteiligten Personen definiert wird. Der Appell kann als Sinn und Zweck der Nachricht verstanden werden. Durch eine Ansprache wird in der Regel versucht etwas zu bewirken, sei es das Unterlassen von bestimmten Handlungen oder das hervorrufen bestimmter Handlungen bei dem Empfänger der Nachricht. [58]

Zu Missverständnissen kann es kommen, wenn vom Empfänger der Nachricht andere Aspekte als wichtig empfunden werden als vom Sender beabsichtigt. Vor allem wenn

---

[54] vgl. Röhner, J., Schütz, A., Psychologie der Kommunikation, 2. Auflage, Wiesbaden 2016, S. 17-18
[55] vgl. Westerbarkey, J., Konstruktion von Kommunikation in der Mediengesellschaft, 1. Auflage, Wiesbaden 2009, S. 235
[56] vgl. Besser funken, auf: https://www.fliegermagazin.de/download/files/flm_2016-04_BOOKLET-Besser-Funken.pdf, 23.02.2019
[57] vgl. Kommunikationspsychologische Grundlagen, auf: http://www.pantucek.com/seminare/200709avalon/cizek_kommunikationspsychologie.pdf, 23.02.2019
[58] vgl. Röhner, J., Schütz, A.: Psychologie der Kommunikation, 2. Auflage, Wiesbaden 2016, S.19

sprachliche und nichtsprachliche Kommunikation im Widerspruch zueinanderstehen oder die Beziehung schon von Konflikten geprägt ist. Dies führt dazu, dass der Empfänger die Beziehungsaspekte der Nachricht stärker wahrnimmt. [59] Beispielhaft für ein derartiges Missverständnis kann folgender Sachverhalt sein. Der Abteilungsleiter sagt zu seiner Sekretärin, die eine Empfehlung ihres Chefs benötigt „Dafür habe ich jetzt keine Zeit". Währenddessen schreibt er weiter an seiner E-Mail. Die Sekretärin schließt aus dem Verhalten, das sie nicht zum ersten Mal so erlebt, dass ihr Chef desinteressiert und arrogant ist. Der Abteilungsleiter wiederrum ist sich keiner Schuld bewusst, da er ausschließlich auf einen späteren Zeitpunkt verwiesen hat und nichts Unhöfliches zu ihr gesagt hat.

Ebenso ist die Erkenntnis von Paul Watzlawick zu berücksichtigen, der versucht mithilfe seiner 5 Axiome die menschliche Kommunikation zu erklären. Er weist unter anderem darauf hin, dass es unmöglich ist, nicht zu kommunizieren, da jede Form der Kommunikation, selbst wenn sie wortlos durchgeführt wird ein bestimmtes Verhalten erkennen lässt. [60] Beispielsweise eine Frau, die in dem Ruheabteil der deutschen Bahn sitzt und über ihre Kopfhörer Musik hört. In dieser Situation könnte man davon ausgehen, dass sie keineswegs kommuniziert und dennoch impliziert ihr Verhalten ganz klar, dass sie nicht an einem Gespräch mit anderen Reisenden interessiert ist.

Durch beide Beispiele wird deutlich, dass Nachrichten nicht objektiv, sondern subjektiv interpretiert werden. Die Sekretärin aus dem ersten Beispiel greift auf ihre Erfahrung zurück, da sie bereits mehrmals eine derartig ablehnende Haltung von ihrem Abteilungsleiter erlebt hat und empfindet seine Aussage als deutliches Anzeichen für Desinteresse und Arroganz. Im zweiten Beispiel könnte das Verhalten der Frau anders interpretiert werden. Vielleicht sitzt sie im Ruheabteil, weil genau das Abteil vor ihr gehalten hat als sie in den Zug eingestiegen ist und die Kopfhörer trägt sie, da sie allein auf Reisen ist und leider keinen Gesprächspartner hat. Man könnte ihr also unterstellen, dass sie in der Situation nur zu bequem war sich einen anderen Platz zu suchen und zu schüchtern ist um fremde Personen anzusprechen. Je nachdem über welche Erfahrungen, Wissen, Ziele und Werte eine Person verfügt, können Nachrichten oder Situationen unterschiedlich wahrgenommen werden. Deshalb kann man gerade in Krisenfällen auch nicht davon ausgehen, dass Nachrichten inhaltlich immer genauso verstanden werden, wie sie vom Erklärenden gemeint sind.

---

[59] vgl. Badke-Schaub, P., Hofinger, G., Lauche, K.,: Human Factors – Psychologie sichern Handelns in Risikobranchen, 2. Auflage, Heidelberg 2012, S. 146
[60] vgl. Watzlawick, P., Beavin, J. H., Jackson, D.: Menschliche Kommunikation. Formen, Störungen, Paradoxien, 11. Auflage, Bern 2007, S. 51

Wichtig während der Stabsarbeit ist es, dass die einzelnen Mitglieder möglichst explizit miteinander kommunizieren. Die Stabsmitglieder haben häufig verschiedene Berufsausbildungen, da im Stab, je nachdem wie er aufgebaut ist, Personen der unterschiedlichen Unternehmensabteilungen zur Bewältigung der Lage zusammenarbeiten müssen. Um einen gemeinsamen Wissenshintergrund zu schaffen, ist es wichtig Ziele und Intentionen auszusprechen, Inhalte zu erklären und Informationen die ein gewisses fachliches Know-how verlangen explizit zu kommuniziert. [61]

5.2.3. Rahmenbedingungen

Die Rahmenbedingungen der einzelnen Stäbe können, je nach Unternehmen, sehr stark variieren. Grundsätzlich besteht ein Krisenstab aus einem Leiter, einem Kernteam und ggf. einem erweiterten Krisenstabsteam. Aus welchen Abteilungen die einzelnen Mitglieder stammen ist nicht genau definiert, da sich das Krisenteam je nach Lage unterschiedlich zusammensetzen kann. [62] Je nachdem welche Position ein Mitglied im Stab einnimmt, herrscht auch eine entsprechende Annahme darüber wer welche Informationen wie präsentiert bekommen möchte. Dementsprechend werden die Ausdrucksweise bzw. die Informationsweitergabe an die eigenen Annahmen angepasst. Ist der Leiter des Krisenstabs bekannt dafür im geschäftlichen Alltag nur sehr selten den Rat seiner Mitarbeitenden zu beherzigen, werden die Stabsmitglieder wahrscheinlich kaum beratend tätig werden. Dieser Zustand kann während der Lage kaum verändert werden, dennoch ist es möglich durch eine entsprechende Gestaltung des Raumes, Rollendefinitionen, Ausbildung etc. eine gewisse Beeinflussung vorzunehmen.

5.2.4. Zusammenfassung

Das Thema Kommunikation ist für Unternehmen heutzutage sehr relevant. Das lässt sich anhand der Investitionsbereitschaft der deutschen Wirtschaft für Weiterbildungsmaßnahmen erkennen. Die Verbesserung der Kommunikationskompetenz der Führungskräfte nimmt hierbei einen besonders hohen Stellenwert ein.

Zahlreiche Wissenschaften beschäftigen sich mit dem Thema Kommunikation. Dies spiegelt sich auch in der Definitionsvielfalt wieder. Bereits vor vier Jahrzehnten konnten 160 unterschiedliche Kommunikationsbegriffe[63] ausgemacht werden und bis heute existiert kein allgemein akzeptierter Kommunikationsbegriff. Aus diesem Grund wurde für diese Arbeit eine eigene Definition vorgenommen, die wie folgt lautet: Kommunika-

---

[61] vgl. Irmer, M., Die Rolle des Common Ground in der Diskursinterpretation, auf: http://home.uni-leipzig.de/doelling/semzirkpdf/irmer3.pdf, 23.02.2019
[62] vgl. Kersten, H., Klett, G., Business Continuity und IT-Notfallmanagement, 1. Auflage, Wiesbaden 2017, S. 153
[63] vgl. Keuneke, S., Kommunikation: Versuch einer Begriffssynthese, auf: https://www.phil-fak.uni-duesseldorf.de/fileadmin/Redaktion/Institute/Sozialwissenschaften/Kommunikations-_und_Medienwissenschaft/Keuneke/Kommunikation_Versuch_einer_Begriffssynthese_0416.pdp, 26.02.2019

tion beschreibt einen Prozess der zwischen zwei oder mehreren Menschen, zur Übermittelung von Botschaften, Wünschen, Erwartungen und Gefühlen stattfindet verstanden.

Mithilfe eines drei Stufen Modells wurden die essenziellen Merkmale eines Kommunikationsprozesses herausgearbeitet. Hierbei von Bedeutung ist die Informationsübermittlung, das Informationsverständnis und die Rahmenbedingungen, die während der Bearbeitung der Lage als Grundlagen angesehen werden.

Im darauffolgenden Kapitel wird auf die Rettungsübung am Katzenbergtunnel eingegangen. Hierzu gilt es zuerst die Grundlagen zum Projekt sowie sicherheitstechnische Besonderheiten herauszuarbeiten. Darüber hinaus wird auf die Vorbereitung und die Ausführung der Übung eingegangen und eine Auswertung relevanter Ereignisse vorgenommen. Abschließend wird ein Sollkonzept für die Kommunikation während einer Rettungsübung erstellt.

6. Sollkonzept für die Kommunikation während Stabs- bzw. Rettungsübungen

Um die Kommunikation während Stabs- und Rettungsübungen zu gewährleisten ist es obligat eine betriebsfähige und zuverlässige Kommunikationsinfrastruktur bereitzustellen. Diese stellt die Grundlage für einen schnellen und sicheren Informationsaustausch dar. Dieser Infrastruktur kommt bei einer Vielzahl an beteiligten Personen und Organisationen eine außerordentliche Bedeutung zu. Unternehmen nutzen zur Kommunikation häufig Telefone/Smartphones oder das Internet. Einsatzdienste kommunizieren vor Ort meistens über Digital- und Analogfunkgeräte. [64] Dies birgt allerdings häufig, gerade bei großen Schadensereignissen an denen unterschiedliche Einsatzdienste beteiligt sind, Konflikte, da die Anzahl an Funkkanälen begrenzt ist. Aus diesem Grund ist es dienlich einen organisationsübergreifenden Führungskanal zu nutzen. So kann eine Entlastung des Einsatzfunks einzelner Organisationen erreicht werden. Dazu ist allerdings eine gemeinsame Abstimmung unter den Behörden und Organisationen mit Sicherheitsaufgaben notwendig. Die Ergebnisse sind in Form von Kommunikationsplänen [65] festzuhalten. [66]

---

[64] § 1 Gesetz über die Errichtung einer Bundesanstalt für den Digitalfunk der Behörden und Organisationen mit Sicherheitsaufgaben
[65] vgl. Ausbildungsvorschrift AV 711 DLRG-Sprechfunker, auf: https://www.dlrg.de/fileadmin/user_upload/DLRG.de/Fuer-Mitglieder/Einsatz_und_Medizin/iuk/downloads/14708111_AV_711_DLRG-Sprechfunker_internet.pdf, 24.02.2019
[66] vgl. Landesleitfaden Objektfunkversorgung, auf: https://www.lfs-bw.de/Fachthemen/Digitalfunk-Funk/Documents/Digitalfunk/Landesleitfaden_OV.pdf, 24.02.2019

In Kapitel 5 wurden neuralgische Punkte im Kommunikationsprozess beschrieben. Die herausgearbeiteten Merkmale sind in Zusammenhang mit den dort erwähnten Kommunikationstheorien sehr allgemein gehalten. Während Stabs- und Rettungsübungen befinden sich die beteiligten Personen in einer besonderen Stresssituation. Unter Stress kann es zu unterschiedlichen körperlichen Reaktionen kommen. Diese reichen von physiologisch-somatischen Folgen (erhöhte Herzfrequenz und Blutdruck, Ausschüttung von Cortisol und Adrenalin usw.) über psychisch kognitiv-emotionale Beeinträchtigungen (Anspannung, Nervosität, Gedankenblockade, irrationales Denken usw.) bis hin zu einer Verhaltensänderung (Hastigkeit, Ungeduld, Nachlassen der Konzentration, erhöhte Reizbarkeit, Zunahme von irrelevantem Verhalten usw.). [67]

Das es durch diese erschwerten Gegebenheiten zu Kommunikationsproblemen kommen kann, die negative Auswirkungen auf die Sicherheit haben können, ist unstrittig. Daraus lässt sich allerdings auch schließen, dass sofern die Kommunikationsprozesse störungsfrei verlaufen, eine Steigerung der Sicherheit erreicht werden kann. Die Anforderungen an die einzelnen Kommunikationsabläufe können je nach Situation sehr stark variieren. Geht es beispielsweise darum, die Strategie bzw. das Image eines Unternehmens langfristig zu verändern, um auf negative Schlagzeilen zu reagieren, sollte eine ausführliche Diskussion nicht ausbleiben. Diese Diskussion könnte in anderen Situationen, in denen ein schnelles Eingreifen erforderlich ist (z. B. wenn ein Unfallopfer aus einem brennenden Fahrzeug gerettet werden muss) unangemessen sein. Es lässt sich also keine pauschale Aussage darüber treffen, auf welche Art und Weise Personen am besten miteinander kommunizieren. Dennoch haben sich einige grundlegende Attribute in der Praxis bewährt. [68]

Eine erfolgreiche Art zu kommunizieren, basiert auf einer Verständigung in der die getroffenen Aussagen und die Begleitinformationen kongruent sind. [69] Es muss getan werden, was zuvor gesagt wurde. Dazu ist es wichtig, dass sowohl Sender als auch Empfänger ein gleiches Rollenverständnis haben. So kann verhindert werden, dass Arbeitsaufträge, die vom Sender an den Empfänger übermittelt werden von diesem nicht richtig verstanden werden. [70] Sollte es doch Unklarheiten geben, muss sofort nachgefragt werden. Darüber hinaus sollten unangemessene Mitteilungen auf der Beziehungsebene vermieden werden. Ein übereinstimmendes Verständnis der Beteiligten bezüglich der Relevanz und Gewichtung einzelner Sachinformationen, kann positi-

---

[67] vgl. Eggers, R., Umgang mit Belastungen: Stress (Vortrag, 06.09.2016), Hamburg: Studienzentrum Quarree
[68] vgl. Badke-Schaub, Hofinger, Lauche (2012). S. 156
[69] vgl. Theis, A.: Organisationskommunikation: Theoretische Grundlagen und Forschungen, 1. Auflage, Wiesbaden 1994, S. 110
[70] vgl. Welches Weltbild vermitteln Suchmaschinen? Untersuchung der Gewichtung inhaltlicher Aspekte von Google- und Bing-Ergebnissen in Deutschland und den USA zu aktuellen internationalen Themen, auf: http://edoc.sub.uni-hamburg.de/haw/volltexte/2016/3329/pdf/Guenther_Markus_870317.pdf, 24.02.2019

ve Auswirkungen auf die Arbeitsabläufe haben. In diesem Fall fördert die Kommunikation die Effektivität und Effizienz und führt somit zu einer gesteigerten Leistung und stärkt die individuelle Integrität. [71] Teambesprechungen, Briefings etc. sind Kommunikationsformen, die dazu dienen neue Teammitglieder möglichst schnell mit in die Arbeit einzubeziehen und so von Beginn an für ein gemeinsames Verständnis zu sorgen. [72]

Missverständnisse können vermieden werden, indem Informationen möglichst präzise formuliert werden. Der Sender hat die Möglichkeit durch paraphrasieren zu kontrollieren, ob der Empfänger die Nachricht korrekt verstanden hat. Handelt es sich um besonders kritische Informationen, kann der Sender im Gegenzug noch einmal bestätigen, dass er die Informationen des Empfängers korrekt empfangen hat. [73]

Folgende Elemente wirken im Kontext einer positiven Kommunikation ergänzend zu den bereits genannten:

Aktives Zuhören: Wichtig für die Entschlüsselung der übermittelten Nachricht, da es eine sinnvoll Argumentationsbasis für den weiteren Gesprächsverlauf schafft. Hierzu ist ein offener, aktiver, respektvoller und empathischer Umgang miteinander notwendig. [74]

Sprache: Um für Klarheit bei den verwendeten Begrifflichkeiten zu sorgen ist es notwendig, dass die Beteiligten dieselbe Sprache sprechen. Im besten Fall verfügen alle Personen über Kenntnisse auf Muttersprachenniveau. Gerade in großen Konzernen ist dies allerdings nicht immer gegeben. Befindet sich im Krisenstab nur eine Person, die eine andere Sprache spricht (z. B. Englisch) wäre es besser, deutsch als Arbeitssprache festzulegen und die Ergebnisse für den Mitarbeiter zu übersetzen. So können Unklarheiten, die durch mangelnde Sprachkenntnisse entstehen würden vermieden werden.

Vermeidung von Verantwortungsdiffusion: Der Bystander-Effekt basiert auf der Annahme, dass die Wahrscheinlichkeit einer Hilfeleistung sinkt, wenn mehrere Personen eine Hilfesituation beobachten. In dieser Situation führt die Anwesenheit von mehreren potentiellen Helfern zu einer Reduktion der individuell wahrgenommenen Verantwortung. [75] Diese These ist auch während Krisensituationen bei den Beteiligten zu erkennen. Sofern Fragen oder Anordnungen an keinen klaren Adressaten formuliert worden sind, fühlen sich die meisten Personen nicht angesprochen, da durchaus ein anderes Krisenstabsmitglied dieser Aufgabe nachgehen kann. Zur Vermeidung einer Verant-

---

[71] vgl. Theis, A. (1994), S. 123 ff
[72] vgl. Badke-Schaub, Hofinger, Lauche (2012), S. 156
[73] vgl. Dhillon, B., Human Reliability and Error in Transportation Systems, 1. Auflage, London 2007, S. 123-124
[74] vgl. Aktives Zuhören, auf: https://www.bug-nrw.de/fileadmin/web/pdf/streit/06_Aktives_Zuhoeren.pdf, 25.02.2019
[75] vgl. Schwind, H., Unterlassene Hilfeleistung in verschiedenen öffentlichen Bereichen, auf: http://www.praeventionstag.de/dokumentation/download.cms?id=125, 26.02.2019

wortungsdiffusion ist es daher ratsam jeden Arbeitsauftrag an einen klaren Adressaten zu richten. [76]

Arbeitsatmosphäre: Stresssituationen führen dazu, dass weniger kommuniziert wird. Die Gespräche verlaufen oberflächlicher und gehaltloser. Es werden weniger Erklärungen gegeben, Hintergrundinformationen weggelassen, geschlossene Fragen gestellt und Ein-Wort-Antworten gegeben. Insgesamt lässt sich erkennen, dass die Beteiligten versuchen effizienter und lösungsorientierter zu kommunizieren. Diese Art der Kommunikation bringt allerdings keine offene und vertrauensvolle Arbeitsatmosphäre mit sich. Die Kritikbereitschaft und die Bereitschaft unklare Punkte anzusprechen ist unter diesen Bedingungen sehr gering. Um dieser Arbeitsatmosphäre entgegen zu steuern und für eine offene und vertrauensvolle Kommunikation zu sorgen, hilft es die Teammitglieder beim Namen zu nennen, respektvoll und höflich miteinander zu kommunizieren, Argumente sachlich zu formulieren und Lob auszusprechen. [77]

Routine: Einzelne Mitglieder des Krisenstabs die unter Entscheidungsdruck stehen, passen ihre Sichtweise an die Mehrheitsmeinung der Gruppe an. Es kommt dazu, das kritische Einwände unterdrückt werden und deshalb nicht alle Folgen, Positionen oder Optionen, die bei der Lösung des Problems hilfreich sein könnten berücksichtig werden. Aus diesem Grund ist es wichtig, dass die Einzelnen durch regelmäßige Übungen in ihrer Persönlichkeitsentwicklung geprägt und Prozessroutinen in der Gruppe etabliert werden. [78]

6.1 Zusammenfassung

Die Kommunikation untereinander stellt einen wichtigen Aspekt während Stabs- und Rettungsübungen dar. Zur Gewährleistung eines schnellen und sicheren Informationsaustausches ist eine einsatzfähige Kommunikationsinfrastruktur unerlässlich.

Stresssituationen werden individuell empfunden. Aus diesem Grund können auch die Reaktionen stark variieren. Es sind sowohl psychische und physische Auswirkungen sowie ein verändertes Verhalten möglich. Dies gilt es während Stabs- und Rettungsübungen und vor allem im Ernstfall zu berücksichtigen. Die daraus resultierenden Kommunikationsprobleme können negative Auswirkungen auf die Sicherheit haben. Deshalb ist es wichtig, dass Inhalte möglichst explizit kommuniziert werden und bei

---

[76] vgl. Badke-Schaub, Hofinger, Lauche (2012), S. 156
[77] vgl. Badke-Schaub, Hofinger, Lauche (2012), S. 158-159
[78] vgl. Ullrich, T. W., Brandstädter, M., Krisenkommunikation - Grundlagen und Praxis: Eine Einführung mit ergänzender Fallstudie am Beispiel Krankenhaus, auf: https://books.google.de/books?id=lEN4DwAAQBAJ&pg=PT206&lpg=PT206&dq=verringerte+kokommunikati+in+der+krise&source=bl&ots=_l0DZwuBp0&sig=ACfU3U2oMDZibL6Rr-3jaPHvydutasnNxQ&hl=de&sa=X&ved=2ahUKEwjQwsj549ngAhWAwsQBHXjIDxMQ6AEwDnoAEwDnoE#v=onepage&q=verringerte%20kommunikation%20in%20der%20krise&f=false, 27.02.2019

Unklarheiten nachgefragt wird. Darüber hinaus sollten die Beteiligten ein übereinstimmendes Verständnis bezüglich der Gewichtung einzelner Sachinformationen haben. Ein derartiges Verständnis kann durch bestimmte Kommunikationsformen erreicht werden.

Auftretende Missverständnisse können durch die Technik des paraphrasieren vermieden werden. Aktives Zuhören, das sprechen der gleichen Sprache, die Vermeidung einer Verantwortungsdiffusion und eine geeignete Arbeitsatmosphäre können ebenfalls zu einer verbesserten Kommunikation während der Stabsarbeit führen.

7. Ergebnisse und Ausblick

Die vorliegende Arbeit beschäftigt sich mit der Forschungsfrage „Welche praktische Relevanz haben Human Factors bei Stabs- und Rettungsübungen für die Notfall- und Krisenbewältigung" und soll eine Einschätzung zu dieser Thematik liefern. Die Tatsache, dass es für die grundlegenden Begriffe dieser Arbeit (Human Factors, Notfall- und Krisenmanagement, Kommunikation) jeweils keine einheitliche Definition gibt, stellte zunächst ein Problem dar. Deshalb wurden eigenständige Begriffsdeutungen, basierend auf verschiedenen wissenschaftlichen Grundlagen getroffen.

Den Schwerpunkt legt diese Arbeit auf die Kommunikation, die während Stabs- und Rettungsübungen zwischen den Mitgliedern des Krisenstabs stattfindet. Kern hierbei sind die Interaktion sowie die Informationsweitergabe untereinander.

Durch die Globalisierung und Digitalisierung werden die Anforderungen an ein funktionierendes Notfall- und Krisenmanagement in Unternehmen immer größer. Um Mitarbeitende mit Planungs-, Steuerungs- und Entscheidungsfunktionen auf die veränderten Anforderungen vorzubereiten ist die Durchführung von Stabs- und Rettungsübungen, zur Verbesserung der operativ-fachlichen Fähigkeiten notwendig. Darüber hinaus sammeln die Mitarbeitenden während derartiger Übungen wertvolle Erfahrungen, auf welche sie im Ernstfall zurückgreifen können. Gerade beim untereinander kommunizieren zeigt sich, dass eine gewisse Routine und gegenseitiges Verständnis zur Vermeidung von Kommunikationsfehlern führen kann.

Während eines Kommunikationsprozesses gibt es Situationen die ein erhöhtes Potenzial für Missverständnisse bergen. Diese können bedingt sein durch eine mangelnde Informationsübermittlung, fehlendes Informationsverständnis oder ungeeignete Rahmenbedingungen. Beispielsweise kann es vorkommen, dass unterschiedliche Wissenshintergründe von Beteiligten und ein schlechtes Arbeitsklima dazu führen, dass Anweisungen nicht korrekt verstanden und keine Rückfragen gestellt werden. Ebenso ist es möglich, dass Personen in Stresssituationen unter verschiedenen psychisch oder physischen Reaktionen leiden, sodass Anweisungen gar nicht erst bzw. nur teilweise aufgenommen werden oder nur unzureichend weitergeleitet werden. Aus diesem Grund ist es wichtig möglichst explizit miteinander zu kommunizieren und das Gesagte zu paraphrasieren.

Für Unternehmen und Behörden besteht die Herausforderung darin, dass auf Kommunikationstheorien basierende Wissen über gelungene Kommunikationsabläufe, in die Praxis umzusetzen. Hierzu ist es notwendig, dass Analysen durchgeführt werden, die sich damit auseinander setzen welche Kommunikationsformen für welche Situation am dienlichsten sind.

Kommunikation stellt einen wesentlichen Human Factor dar. Er kann sowohl die Entwicklung negativer Ereignisse fördern als auch zur Verbesserung der aktuellen Lage beitragen. Wichtig ist, dass die Kommunikation immer abhängig vom situativen Kontext durchgeführt wird.

Quellen- und Literaturverzeichnis

Monographien

- Adler, R., Rodman, G., (2009). Understanding Human Communication, New York
- Badke-Schaub, P., Hofinger, G., Lauche, K., (2012). Human Factors – Psychologie sichern Handelns in Risikobranchen, 2. Auflage, Heidelberg
- Beck, K., (2015). Kommunikationswissenschaft, 4. Auflage, Konstanz
- Burkart, R., (2002). Kommunikationswissenschaft. Grundlagen und Problemfelder. Umrisse einer interdisziplinären Sozialwissenschaft, 4. Auflage, Wien
- Delhees, K. (1997). Zukunft bewältigen! Notwendige Fähigkeiten und Kompetenzen in einer sich wandelnden Umwelt, Stuttgart
- Dhillon, B., (2007). Human Reliability and Error in Transportation Systems, 1. Auflage, London
- Dietrich, M., Ussar, M., (2006). Die Wissensdatenbank als Grundlage des Krisenmanagements, 1. Auflage, Graz
- Gundel, S., Mülli, L., (2009). Unternehmenssicherheit, 1. Auflage, München
- Hawkins, H. F., (1987). Human factors in flight, 1. Auflage, Hampshire
- Hofinger, G., Heimann, R., (2016). Handbuch Stabsarbeit: Führungs- und Krisenstäbe in Einsatzorganisationen, 1. Auflage, Heidelberg
- Höhn, R., (1974). Das Unternehmen in der Krise: Krisenmanagement und Krisenstab. 1. Auflage, Bad Harzburg
- Hunziker, S., Meissner, J. O., (2017). Ganzheitliches Chancen- und Risikomanagement: Interdisziplinäre und praxisnahe Konzepte, 1. Auflage, Wiesbaden
- Kersten, H., Klett, G., (2017). Business Continuity und IT-Notfallmanagement, 1. Auflage, Wiesbaden
- Krystek U., (1987). Beschreibung, Unternehmungskrisen - Vermeidung und Bewältigung überlebenskritischer Prozesse in Unternehmungen, 1. Auflage, Graz
- Milburn, T. W., Schuler, R. S., Watman, K. H. (1983). Organizational crisis – Part I, 1. Auflage, Ohio
- Moecke, H., Marung, H., Oppermann, S., (2012). Praxishandbuch Qualitäts- und Risikomanagement im Rettungsdienst, 1. Auflage, Berlin
- o. V. (2011) Bundesamt für Bevölkerungsschutz und Katastrophenhilfe, Leitfaden für Strategische Krisenmanagement-Übung, Bonn
- Prim, R., Tilmann, H., (2000). Grundlagen einer kritisch-rationalen Sozialwissenschaft. Studienbuch zur Wissenschaftstheorie Karl R. Poppers, Wiebelsheim
- Röhner, J., Schütz, A., (2016). Psychologie der Kommunikation, 2. Auflage, Wiesbaden

- Salvendy, G., (2012). Handbook of Human Factors and Ergonomics, 4. Auflage, Orlando
- Schick, S., (2010). Interne Unternehmenskommunikation: Strategien entwickeln, Strukturen schaffen, Prozesse steuern, 4. Auflage, Stuttgart
- Seyda, S., Placke, B., (2017). Die neunte IW-Weiterbildungserhebung: Kosten und Nutzen betrieblicher Weiterbildung, Jg. 44, Köln
- Steinberg, G. (2014). Saudi-Arabien: Politik, Geschichte, Religion, 3. Auflage, München
- Theis, A., (1994). Organisationskommunikation: Theoretische Grundlagen und Forschungen, 1. Auflage, Wiesbaden
- Trauboth, J., (2016). Krisenmanagement in Unternehmen und öffentlichen Einrichtungen, 1. Auflage, Stuttgart
- Watzlawick, P., Beavin, J. H., Jackson, D., (2007). Menschliche Kommunikation. Formen, Störungen, Paradoxien, 11. Auflage, Bern
- Welk, I., (2015). Mitarbeitergespräche in der Pflege, 1. Auflage, Berlin
- Westerbarkey, J., (2009). Konstruktion von Kommunikation in der Mediengesellschaft, 1. Auflage, Wiesbaden
- Wieczorek, M., Naujoks, U., Bartlett, B., (2003). Business Continuity - Notfallplanung für Geschäftsprozesse, 1. Auflage, Heidelberg

Aufsätze aus Sammelbänden

- Beck, K., (2006). Kommunikationsprozesse. In: Bentele, G., Brosius, H.B., Jarren, O.: Lexikon Kommunikations- und Medienwissenschaft. 1. Auflage, Wiesbaden, S. 131-133
- Boin, A., (2006). Organizations and Crisis – The Emergence of a Research Paradigm, in: Smith, D., Elliott, D. (Hrsg.): Key Readings in Crisis Management, 1. Auflage, London, S. 84-96
- Buerschaper, C., (2015). Handlungsregulation und Kommunikation. In G. Hofinger (Hrsg.), Kommunikation in kritischen Situationen, 1. Auflage, Frankfurt am Main, S. 41 ff
- Hofinger, G., (2012). Kommunikation. In P. Badke-Schaub, G. Hofinger & K. Lauche (Hrsg.), Kommunikation in kritischen Situationen, 2. Auflage, Heidelberg, S. 132 ff
- Hofinger, G., (2008). Teamtrainings für Krisenbewältigung, in C. Buerschaper & S. Starke, Führung und Teamarbeit in kritischen Situationen, Frankfurt am Main, 1. Auflage, S. 195
- Nothdurft, W., (2007): Kommunikation. In: Straub, Jürgen/Weidemann, Arne/Weidemann, Doris (Hrsg.): Handbuch interkulturelle Kommunikation und Kompetenz, Stuttgart, S. 34
- Schulz, W., (2009). Kommunikationsprozesse. In: Noelle-Neumann, E., Schulz, W., Wilke, J.: Fischer Lexikon Publizistik Massenkommunikation. 2. Auflage, Frankfurt a. M., S. 169
- Voß, A., Röttger, U., (2014). Führungskräftekommunikation: Herausforderungen und Umsetzung. In A. Zerfaß, Handbuch Unternehmenskommunikation. Strategie, Management, Wertschöpfung, 2. Auflage, Wiesbaden, S. 1149
- Wein, B., Willems, R., Quanjel, M., (2000). Planspielsimulationen: Ein Konzept für eine integrierte (Re-)Strukturierung von Organisationen. In Blätte, A., Herz, D., Simulation und Planspiel in den Sozialwissenschaften: Eine Bestandsaufnahme der internationalen Diskussion, 1. Auflage, Münster, S. 275-299

Internetquellen

- Gebhardt, B., Hofmann, J., Roehl, H., URL: Zukunftsfähige Führung, auf: https://www.bertelsmann-stiftung.de/fileadmin/files/BSt/Publikationen/GrauePublikationen/ZukunftsfaehigeFuehrung_final.pdf (Datum der Recherche 19.02.2019)
- Irmer, M., Die Rolle des Common Ground in der Diskursinterpretation, URL: http://home.uni-leipzig.de/doelling/semzirkpdf/irmer3.pdf (Datum der Recherche 23.02.2019)
- Keuneke, S., Kommunikation: Versuch einer Begriffssynthese, URL: https://www.phil-fak.uni-duesseldorf.de/fileadmin/Redaktion/Institute/Sozialwissenschaften/Kommunikations-_und_Medienwissenschaft/Keuneke/Kommunikation_Versuch_einer_Begriffssynthese_0416.pdf, (Datum der Recherche: 26.02.2019)
- Krystek, U., Krisenmanagement, URL: https://wirtschaftslexikon.gabler.de/definition/krisenmanagement-37353#references (Datum der Recherche 18.02.2019)
- o. V. Kommunikationspsychologische Grundladen, URL: http://www.pantucek.com/seminare/200709avalon/cizek_kommunikationspsychologie.pdf (Datum der Recherche 23.02.2019)
- o. V. Landesleitfaden Objektfunkversorgung, URL: https://www.lfs-bw.de/Fachthemen/Digitalfunk-Funk/Documents/Digitalfunk/Landesleitfaden_OV.pdf (Datum der Recherche 24.02.2019)
- o. V., Aktives Zuhören, URL: https://www.bug-nrw.de/fileadmin/web/pdf/streit/06_Aktives_Zuhoeren.pdf (Datum der Recherche 24.02.2019)
- o. V., Anlegen und Durchführen von Einsatzübungen, URL: https://amz.zh.ch/dam/sicherheitsdirektion/amz/Internet/zivilschutz/downloads/Ausbildungsunterlagen/Einsatzübungen/170191502d.pdf.spooler.download.1448952100396.pdf/170191502d.pdf (Datum der Recherche 18.02.2019)
- o. V., Ausbildungsvorschrift AV 711 DLRG-Sprechfunker, URL: https://www.dlrg.de/fileadmin/user_upload/DLRG.de/Fuer-Mitglieder/Einsatz_und_Medizin/iuk/downloads/14708111_AV_711_DLRG-Sprechfunker_internet.pdf (Datum der Recherche 24.02.2019)

- o. V., Bericht der Bundesnetzagentur für Elektrizität, Gas, Telekommunikation, Post und Eisenbahnen über die Systemstörung im deutschen und europäischen Verbundsystem am 4. November 2006, URL: https://www.bundesnetzagentur.de/SharedDocs/Downloads/DE/Sachgebiete/Energie/Unternehmen_Institutionen/Versorgungssicherheit/Berichte_Fallanalysen/Bericht_9.pdf?__blob=publicationFile&v=1 (Datum der Recherche: 18.02.2019)
- o. V., Besser funken, URL: https://www.fliegermagazin.de/download/files/flm_2016-04_BOOKLET-Besser-Funken.pdf (Datum der Recherche 23.02.2019)
- o. V., BSI-Standard 100-4. Notfallmanagement, URL: https://www.bsi.bund.de/SharedDocs/Downloads/DE/BSI/Publikationen/ITGrundschutzstandards/BSI-Standard_1004.pdf?__blob=publicationFile&v=1 (Datum der Recherche 18.02.2019)
- o. V., Fahrgäste kritisieren Notfallmanagement der Bahn, URL: http://www.spiegel.de/reise/aktuell/netzwerkausfall-fahrgaeste-kritisieren-notfallmanagement-der-bahn-a-601485.html (Datum der Recherche 18.02.2019)
- o. V., Gruner in Zahlen, URL: https://www.gruner.ch/de/unternehmen (Datum der Recherche: 10.01.2019)
- o. V., Lükex 18 übt Szenario einer "Gasmangellage", URL: https://www.bbk.bund.de/SharedDocs/Downloads/BBK/DE/Presse/Pressemeldung_2018/PM_LUEKEX2018.pdf?__blob=publicationFile, 18.02.2019 (Datum der Recherche 18.02.2019)
- o. V., Rettungsübung Katzenbergtunnel 2018, URL: https://www.gemeinde-bad-bellingen.de/de/Rathaus/Amtsblatt-News/News?view=publish&item=article&id=1743 (Datum der Recherche 18.02.2019)
- o. V., Übung und Einsatz, URL: https://www.bbk.bund.de/SharedDocs/Downloads/BBK/DE/Publikationen/Publ_magazin/bsmag_1_12.pdf?__blob=publicationFile (Datum der Recherche 19.02.2019)
- o. V., Welches Weltbild vermitteln Suchmaschinen? Untersuchung der Gewichtung inhaltlicher Aspekte von Google- und Bing-Ergebnissen in Deutschland und den USA zu aktuellen internationalen Themen, URL: http://edoc.sub.uni-hamburg.de/haw/volltexte/2016/3329/pdf/Guenther_Markus_870317.pdf (Datum der Recherche 24.02.2019)
- o. V., Wie gefährlich der Ausbruch wirklich war, URL: https://www.sueddeutsche.de/wissen/islands-chaos-vulkan-wie-gefaehrlich-eyjafjallajoekull-wirklich-war-1.1088849 (Datum der Recherche: 18.02.2019)

- Schwind, H., Unterlassene Hilfeleistung in verschiedenen öffentlichen Bereichen, URL: http://www.praeventionstag.de/dokumentation/download.cms?id=125, (Datum der Recherche: 26.02.2019)
- Ullrich, T. W., Brandstädter, M., Krisenkommunikation - Grundlagen und Praxis: Eine Einführung mit ergänzender Fallstudie am Beispiel Krankenhaus, URL: https://books.google.de/books?id=IEN4DwAAQBAJ&pg=PT206&lpg=PT206&dq=verringerte+kokommunikati+in+der+krise&source=bl&ots=_I0DZwuBp0&sig=ACfU3U2oMDZibL6Rr-3jaPHvydutasnNxQ&hl=de&sa=X&ved=2ahUKEwjQwsj549ngAhWAwsQBHXjIDxMQ6AEwDnoAEwDnoE#v=onepage&q=verringer, (Datum der Recherche 27.02.2019)

Aufsätze aus Zeitschriften

- Schlesinger, W., Herr, S. (2007). KA Korrespondenz Abwasser, Abfall 2007 (54) Nr. 2, S. 160-161

Sonstige Quellen
- Eggers, R., Umgang mit Belastungen: Stress (Vortrag, 06.09.2016), Hamburg: Studienzentrum Quarree

BEI GRIN MACHT SICH IHR WISSEN BEZAHLT

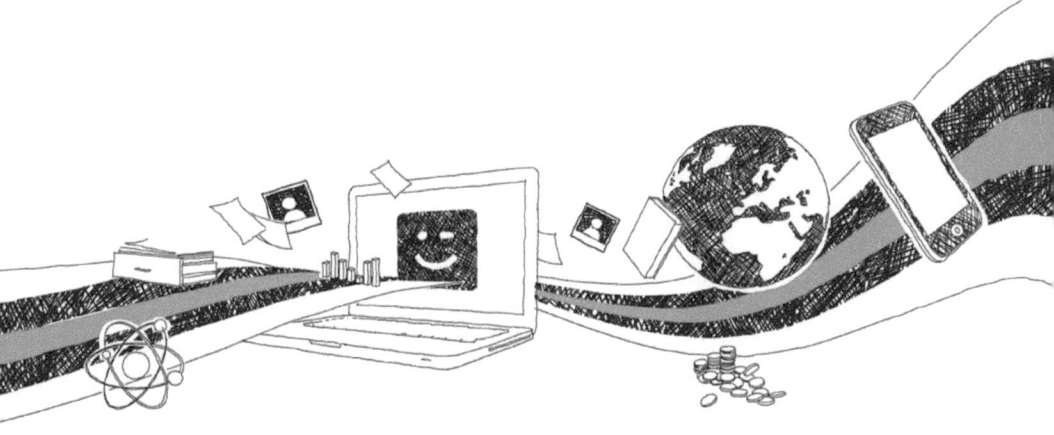

- Wir veröffentlichen Ihre Hausarbeit, Bachelor- und Masterarbeit

- Ihr eigenes eBook und Buch - weltweit in allen wichtigen Shops

- Verdienen Sie an jedem Verkauf

Jetzt bei www.GRIN.com hochladen und kostenlos publizieren

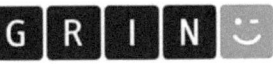